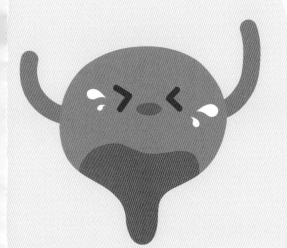

患者さんの
理解のために

間質性膀胱炎・膀胱痛症候群

著者

秋山佳之　新美文彩　野宮　明　本間之夫

医学図書出版

目 次 /////////////////////////////////////

間質性膀胱炎・膀胱痛症候群 —患者さんの理解のために—

はじめに

　この本は，間質性膀胱炎・膀胱痛症候群の患者さん向け
に書かれた解説書です。その目的は，患者さんにこの病気
の原因，診療の内容，生活上の注意点などをよく理解して
もらい，治療に役立ててもらうことです。

　前半は「病気の概要」，後半は「よくある質問とその答
え（Q&A）」となっています。初めから読み進めるのでは
なく，Q&A から関心のある項目だけを拾い読みしてもら
うだけでも，お役に立つことでしょう。また，最後に膀胱
と排尿に関する基本的な知識をまとめておきましたので，
それも参考にしてください。

　本書をお手に取られた方は，患者さんかそのご家族でし
ょう。この病気の患者さんの多くは，下腹部の痛みで長く
苦しんでおられます。痛みの原因も分からないままで，治
療してもあまり良くならない状態が続くと，その苦しみは
さらに強くなります。こうした痛みや苦しさは，本人にし
か分からないことです。そのような方の手助けに少しでも
お役に立つことが，私たちの願いです。

令和 4 年 10 月 著者一同

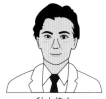
秋山佳之

新美文彩

野宮 明

本間之夫

1

病気の概要

1 病気の名前の意味と注意点

　まず病名についてお話しします。これを理解した上でないと，患者さんご自身の病識が不確かになりますので，初めから理屈っぽくなるのですが，お付き合いください。

▶(1) 間質性膀胱炎・膀胱痛症候群とは

　話題とする病気の名前（病名）は「間質性膀胱炎・膀胱痛症候群」です。英語では，Interstitial Cystitis/Bladder Pain Syndrome で，略して IC/BPS です。医療者向けのガイドラインでは，「膀胱に関連する慢性の骨盤部の疼痛，圧迫感または不快感があり，尿意亢進や頻尿などの下部尿路症状を伴い，混同しうる疾患がない状態」と定められています。「膀胱が痛い，トイレが近いなどの症状があるが，似た症状を起こす病気はない状態」ということです。似た症状は，細菌による通常の膀胱炎，膀胱がん，膀胱結石，過活動膀胱などで起こります。

▶(2) 間質性膀胱炎・膀胱痛症候群には二つの病気がある

　病名「間質性膀胱炎・膀胱痛症候群」には，途中に黒い丸点（・）がついていて，2つの病名をつなげています。
　1つめの間質性膀胱炎とは，<u>間質性膀胱炎（ハンナ型）</u>

のことです。間質性膀胱炎（ハンナ型）では，膀胱に強い炎症があり，膀胱粘膜の一部がただれたようになります。この部分をハンナ病変と呼びます。間質性膀胱炎（ハンナ型）は，潰瘍型間質性膀胱炎，ハンナ型間質性膀胱炎と同じです。この冊子では「間質性膀胱炎（ハンナ型）」で統一します。

　もう1つは，膀胱痛症候群です。膀胱痛症候群では，膀胱の組織に炎症を含めてほとんど何も異常がなく，ハンナ病変もありません。しかしそれでも，症状があるのです。非潰瘍型間質性膀胱炎，非ハンナ型間質性膀胱炎などと呼ばれたこともあります。膀胱には炎症がないので，「炎」をつけずに膀胱痛症候群と呼びます。

　つまり，間質性膀胱炎・膀胱痛症候群とは，「間質性膀胱炎（ハンナ型）と膀胱痛症候群をつなげたもの」になります。

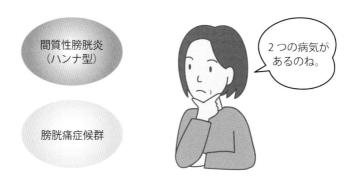

▶(3) どうして一緒にするのか

　間質性膀胱炎（ハンナ型）と膀胱痛症候群の2つの病気があるなら，それらを分ければいいのに，どうして一緒にするのでしょうか？　それは，この2つの病気の特徴が似ているからです。

　まず，性別と年齢では，いずれも中高年の女性に多いです。症状も似ていて，区別がつきません。また，他の症状が似ている病気（細菌性膀胱炎，膀胱がん，膀胱結石など）は，通常の検査で異常があるのですが，この2つの病気では特段の異常がない（または，異常が分かりにくい）のです。この点も似ています。

　間質性膀胱炎（ハンナ型）では膀胱にハンナ病変があるのですから，その有無で区別がつきそうです。ところが，そのハンナ病変が見つけにくいのです。膀胱の組織を一部とって顕微鏡で調べればより確かですが，その検査は外来ではできません（麻酔をかける必要があります）。

　また，この2つの病気は違うことがはっきりしたのは最近のことで，それまでは区別しないで診療を行っていました。そのため，多くの治療法について，この2つの病気を一緒にして効果などが評価されています。さらに，痛みの原因が違っても，痛みによる生活上の支障は同じです。痛みの治療という点で共通する点も少なくありません。

　このような事情で，ガイドラインでは一緒にされています。いずれは，この2つの病気に別々のガイドラインが作成されるようになるでしょう。

▶(4) 間質性膀胱炎と間質性膀胱炎（ハンナ型）の違いは

　間質性膀胱炎・膀胱痛症候群とは，「間質性膀胱炎（ハンナ型）と膀胱痛症候群をつなげたもの」と説明しました。しかし，かつてはこの2つの病気の区別がつかなかったので，一緒にして間質性膀胱炎という病名で呼んでいました。つまり，昔の記事などに間質性膀胱炎と書かれていれば，それは「間質性膀胱炎（ハンナ型），または，膀胱痛症候群」のことなのです。詳しい記事であれば，間質性膀胱炎を潰瘍型と非潰瘍型に分けているかもしれません。これは，おのおの間質性膀胱炎（ハンナ型）と膀胱痛症候群にほぼ相当すると考えてください。

　最近では，この2つの病気の違いがはっきりとしてきたので，間質性膀胱炎といえば，それは間質性膀胱炎（ハンナ型）に限るということになりつつあります。ですから，間質性膀胱炎（ハンナ型）と膀胱痛症候群をつなげる場合も，「間質性膀胱炎（ハンナ型）・膀胱痛症候群」としないで，（ハンナ型）を取った「間質性膀胱炎・膀胱痛症候群」としています（表を参照）。

本書では，「間質性膀胱炎・膀胱痛症候群」以外では，間質性膀胱炎が昔の意味の間質性膀胱炎ではなくハンナ病変のある間質性膀胱炎（ハンナ型）であることを明確にするために，しつこくても，間質性膀胱炎（ハンナ型）と記すようにしています。

間質性膀胱炎に関連する状態の言い方

昔の言い方	今の言い方	将来予想される言い方	意味
間質性膀胱炎	間質性膀胱炎・膀胱痛症候群	今の言い方と同じ	間質性膀胱炎（ハンナ型）または膀胱痛症候群
潰瘍型間質性膀胱炎	間質性膀胱炎（ハンナ型）	間質性膀胱炎	間質性膀胱炎（ハンナ型）
非潰瘍型間質性膀胱炎	膀胱痛症候群	今の言い方と同じ	膀胱痛症候群

▶(5) 要するにどうしたらいいのか

　話がややこしくなりましたが，注意すべき点は以下の通りです。

①解説書や記事などで間質性膀胱炎という言葉が出てきた時は，それが古い意味の間質性膀胱炎，つまり「間質性膀胱炎（ハンナ型），または，膀胱痛症候群」なのか，「間質性膀胱炎（ハンナ型）だけ」なのかに注意してください。多くの記事でまだ古い使い方ですので，混乱しない

ようにしてください。

②すでに間質性膀胱炎と診断されている人の場合，それは古い意味の間質性膀胱炎かもしれません。間質性膀胱炎（ハンナ型）なのか膀胱痛症候群なのかを，はっきりさせる必要があります。間質性膀胱炎（ハンナ型）か膀胱痛症候群かがはっきりしている人の場合は，それを意識してください。この２つは違う病気ですから，治療法も違ってきます。担当医等に，その点を確認（再確認）してください。

③この病気は決して多くはないので，泌尿器科の専門医であっても，これらの事情を承知しているとは限りません。必要であれば，日本間質性膀胱炎研究会のホームページに掲載されている「専門的診療を行う医師」の受診をお考えください。

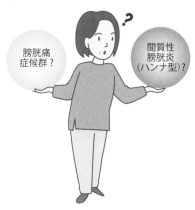

2 | 病気の特徴

▶(1) 共通する特徴

　多くの患者さんは，中高年の女性です。なかには，男性の患者さんや20歳代，30歳代の患者さんもいます。症状は，膀胱の痛みが特徴的です。痛みは，尿がたまってきた時にひどくなり，尿を出せば楽になります。トイレが近い頻尿や，我慢がきかない切迫感などもあります。特定の食品をとった後や，心理的なストレスが高まった時などに，症状が悪くなることがあります。これらの症状によって，日常生活にはさまざまな問題が起こります。

　間質性膀胱炎（ハンナ型）と膀胱痛症候群のどちらが多いのかは，今までは区別しないで扱ってきたので，はっきりわかっていません。かつては「間質性膀胱炎（ハンナ型）は稀」といわれていましたが，少なくとも日本ではむしろ逆で，「間質性膀胱炎（ハンナ型）の方が多い」ようです。

　2015年の調査では，日本全体で患者数は4,500人，うち間質性膀胱炎（ハンナ型）が2,000人とされています。実態はこれよりかなり多いと思われますが，比較的稀であることは確かです。

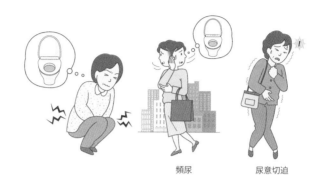

頻尿　　　　尿意切迫

▶（2）間質性膀胱炎（ハンナ型）の特徴

　膀胱というのは，尿をためるための袋状の臓器で，内側には粘膜があり，その外側を筋肉がおおっています。間質性膀胱炎（ハンナ型）では，膀胱の粘膜や筋肉の組織のなかに，炎症を起こす細胞（白血球，リンパ球）がたくさん集まってきています。血管の様子も異常で，出血しやすくなっています。これらは，強い炎症が起こっているという所見です。一部の粘膜では，おおっている細胞がはがれてしまい，そこがただれたようになります。このただれた部分がハンナ病変になります（ちなみに，ハンナというのは，この病変を初めて指摘した医師の名前です）。

　ハンナ病変は，かつては潰瘍と呼ばれていたこともあります。胃潰瘍などとの連想でイメージしやすいかもしれません。しかし，潰瘍というためには組織がえぐれている（組

織がなくなって凹んでいる）ことが必要です。実際には，この部分はえぐれているわけではなく，炎症細胞や赤血球が集まって赤っぽく見えているのです。つまり，潰瘍という表現は正しくありません。

　ただれたところは，皮膚がすりむけたような状態です。そこに塩分や老廃物を含む尿が接しているのです。いかにも痛みが起こりそうです。膀胱の組織を調べると，そのなかに痛みに関係するさまざまな物質が増えていることが確認されています。例えば，やけどの時に反応する物質が異常に増えています。一部の患者さんは，膀胱がやけどをしたような痛みを感じると仰いますが，それを裏付けています。

　炎症の原因としては，膀胱の内側をおおっている細胞に異常があって膀胱の組織のなかに尿がしみこむ，尿のなかに炎症を起こす悪い物が入っている，などが考えられていました。しかし，他の自己免疫性の疾患（自分のリンパ球などが自分の細胞を攻撃することで起こる病気）との合併が時にみられることなどから，最近は免疫系の異常が主要な原因と想定されています。

　なお，指定難病の認定を受けられるのは，この間質性膀胱炎（ハンナ型）のうち重い症状がある方となります。

膀胱鏡写真の例

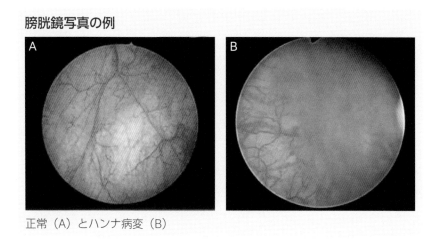

正常（A）とハンナ病変（B）

▶（3）膀胱痛症候群の特徴

間質性膀胱炎（ハンナ型）では，膀胱に炎症があります
から，膀胱が痛むというのは理解しやすいです。ところが，
膀胱にハンナ病変はないのに，膀胱が痛む患者さんもいま
す。それでも，膀胱が痛むからには何らかの炎症があるの
かもしれないとして，この状態を，非潰瘍型間質性膀胱炎，
非ハンナ型間質性膀胱炎などと呼んでいました。

しかし，その後の研究が進むにつれて，かなり詳しく調
べても膀胱にはっきりとした炎症はないことが確実になっ
てきました。膀胱には炎症はないので，「炎」をつけるの
はおかしいということで，この状態を疼痛性膀胱，疼痛性

膀胱症候群，膀胱痛症候群などと呼ぶようになり，そのなかでも膀胱痛症候群というのが一般的になっています。

では，炎症もないのにどうして膀胱が痛むのでしょうか？　結論から言えば，原因はわかっていません。炎症以外の何らかの異常が膀胱にあり，それが痛みを起こしているのかもしれません。膀胱のなかにはいつも尿がたまっていますが，膀胱の神経が尿の成分に過剰に反応するようになっている可能性も示唆されています。この状態の患者さんには，膀胱に限らず他の部位にも原因のわからない痛みが起こる人もあり，痛み全般に対する感受性が高まっている可能性もあります。線維筋痛症や過敏性腸症候群などが合併することもあります。

3 ┃ 診断

▶(1) 共通すること

まずは，似たような症状を起こす他の病気でないことを確認します。そのために，問診や尿検査などを行います。間質性膀胱炎・膀胱痛症候群が疑わしいとなれば，膀胱の痛みや，トイレの回数，我慢がきかない感じなどの症状について，その程度や日常生活への影響をうかがいます。排尿の回数や，排尿の量を正確に知るために，排尿記録をつ

けてもらうこともあります。あわせて，内視鏡でハンナ病変の有無を確認します。

▶(2) 間質性膀胱炎（ハンナ型）の診断

内視鏡でハンナ病変があることを確認します。外来では，痛みのために十分な検査ができないこともあり，その場合は入院して麻酔をかけた上で確認する必要があります。ハンナ病変は，独特の赤みをおびた病変ですが，赤の色調が弱い場合は見逃されてしまいます。麻酔をかけていれば，十分に膀胱を膨らませることができます。膨らませた後に，膀胱のなかの水を抜くと，ハンナ病変からかなりの出血がみられます。それで診断がはっきりすることもあります。膀胱の組織を取って来て顕微鏡で見ると，炎症細胞がたくさんみられ，表面をおおっている細胞が広い範囲ではげています。

▶(3) 膀胱痛症候群の診断

上記と逆で，内視鏡でハンナ病変のないことを確認します。入院して麻酔をかけた上で十分に膀胱を膨らませても異常はありません。ただし，膀胱のなかの水を抜くにつれて，ポツポツと出血がみられることがあります（点状出血）。かつては，この出血があることが診断に必要とされていま

した。しかし最近では，点状出血にはあまり意味がないとされています。膀胱の組織にも，特段の異常はみられません。つまり，内視鏡検査や組織検査で異常がないことが，診断の根拠になるということになります。

▶(4) 重症度の判定

日本間質性膀胱炎研究会から重症度基準が提案されており，間質性膀胱炎（ハンナ型）で，この基準で「重症」に当てはまることが，指定難病の認定条件となっています。

重症度とその判定基準

重症	膀胱痛の程度（表の最下段参照）が 7 点から 10 点 かつ 排尿記録による最大一回排尿量が 100mL 以下
中等症	重症と軽症以外
軽症	膀胱痛の程度が 0 点から 3 点　かつ 排尿記録による最大一回排尿量が 200mL 以上

膀胱痛の程度（0～10点）の質問

膀胱の痛みについて，「まったくない」を 0，想像できる最大の強さを 10 としたとき，平均した強さに最もよくあてはまるものを 1 つだけ選んで，その数字に○を付けてください

0　1　2　3　4　5　6　7　8　9　10

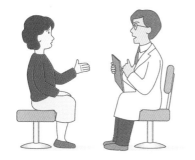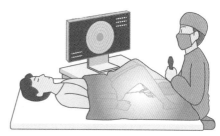

4 治療法

▶(1) 共通する治療

　間質性膀胱炎（ハンナ型）でも膀胱痛症候群でも，膀胱の痛みを和らげることが治療の目標であることは共通です。まず，痛みの原因がわからないという不安を取ることが大切です。診断がつかないと，例えば進行した膀胱がんではないかという心配がつのり，そのためさらに痛みが増してしまいます。ですので，まず診断をはっきりさせて，病気のことを理解することが大切です。文頭から病名について述べたのも，そのお役に立ててもらうためです。

　次に，痛みが長く続いていると，それに関連した脳の活動が高まっています。その高まりを抑えて，心を鎮めるような作用のある薬の効果が期待されます。うつ状態に使う薬剤などが利用されます。一方，頻尿を抑える薬（過活動

膀胱治療薬）や膀胱炎を起こす細菌に使う薬（抗菌薬，抗生物質）は，効果が期待できません。

　食生活では，いわゆる刺激性のある食品は避けたほうがよいようです。例えば，唐辛子やわさび，マスタードなどです。コーヒーや柑橘類なども，それをとると症状が悪くなる人がいます。精神的なストレスで症状が悪くなることも知られています。ストレスを避け規則正しい生活を心がけましょう。

共通する治療

治療の目的など	治療の内容など
診断を確定して不安を取る	膀胱鏡などで診断 特にがんではないことを確認
薬剤で不安や興奮を和らげる	抗うつ薬など
膀胱に対する刺激を減らす	唐辛子やわさび，マスタードは避ける コーヒーやかんきつ類などを避けた方がよいこともある 精神的なストレスを避ける

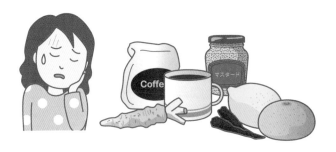

▶(2) 間質性膀胱炎（ハンナ型）の治療

　この病気では，膀胱に炎症が起こっています。炎症を抑える治療としては，消炎鎮痛薬（痛み止め），ステロイド薬，アレルギーや免疫を抑える薬などがあります。痛み止めの効果は多少あるようです。ステロイド薬は，時にかなりの効果がありますが，長期間の使用では，副作用（骨がもろくなる，糖尿病になる，感染に弱くなるなど）に注意しなくてはなりません。抗アレルギー薬の効果は明確ではありません。免疫を抑える薬は，副作用も強く，研究的な使用に限られています。

　膀胱のなかに薬を入れる治療（膀胱腔内注入療法）もあります。DMSO という薬剤（商品名はジムソです）は保険診療で使えます。繰り返しての治療が必要ですが，炎症を抑える作用があり，一定の効果はあるようです。ヘパリン（膀胱粘膜を保護する作用が期待されます），リドカイン（膀胱の神経を麻痺させて痛みを取ります）なども試みられていますが，保険診療ではありません。

　内視鏡を用いて膀胱の壁に針を刺して薬を注入する治療（膀胱壁内注入療法）もあります。ステロイド薬を用いた研究もありますが，あまり普及していません。ボツリヌス毒素を注入して痛みの神経を麻痺させる治療は，膀胱を収縮させる神経も麻痺させてしまうという問題があります。いずれも，保険診療にはなっていません。

内視鏡的な治療としては，膀胱水圧拡張術があります。麻酔をかけた上で，膀胱のなかに水を入れて膨らませる治療です。しかし，膀胱を拡張するだけでは，間質性膀胱炎（ハンナ型）にはほとんど効果がありません。膀胱水圧拡張術にあわせて，ハンナ病変を電気メスやレーザーで焼く治療（ハンナ病変焼灼術）も行うことが重要です。この手術は，「ハンナ型間質性膀胱炎手術（経尿道）」という名称で保険診療となっています。

　以上の治療を受けても痛みが強くて耐えられない場合に限り，膀胱を摘出する手術が行われることがあります。同時に尿の出口を変える手術が必要になることもあります。

間質性膀胱炎（ハンナ型）の治療

治療の目的など	治療の内容など
内服薬治療で炎症を抑える	消炎鎮痛薬（痛み止め） ステロイド薬
膀胱のなかに薬を入れて炎症や症状を抑える	DMSO（製品名はジムソ） ヘパリン，リドカイン
膀胱の壁に針を刺して薬を注入して炎症を抑える	ステロイド薬 ボツリヌス毒素
内視鏡を用いた手術	膀胱水圧拡張術とハンナ病変の焼灼
膀胱を取る手術	大手術で，尿の出口を変える手術も必要なこともある

▶(3) 膀胱痛症候群の治療

この病気では，膀胱には炎症はありませんから，炎症を抑える薬や治療法には効果が期待できません。他の治療（膀胱腔内注入療法，膀胱壁内注入療法，膀胱水圧拡張術など）も，あまり効果はないようです。ハンナ病変はありませんので，ハンナ病変焼灼術は適応ではありません。膀胱を取る手術も，同様に適応とはなりません。したがって，治療法は，初めに「**(1) 共通する治療**」の項で述べたものに限られてしまいます。

他の部位にも痛みが起こるようであれば，その調整も重要になります。例えば，腹痛などには食事療法が有効とされていますが，その結果で膀胱の痛みが良くなることもあるようです。

▶(4) 新しい治療

世界中で新しい治療法について研究が進んでいます。間質性膀胱炎（ハンナ型）に対しては，その特徴的な炎症を抑える治療薬の開発などが試みられています。膀胱痛症候群に対しては，脳や脊髄に作用して痛みを調整する方法が可能かもしれません。

よくある質問とその答え（Q&A）

1 病気の原因は何か

　間質性膀胱炎・膀胱痛症候群の原因はよくわかっていません。しかし，間質性膀胱炎（ハンナ型）と膀胱痛症候群では病気が違いますので，原因も違うでしょう。最近の研究によれば，間質性膀胱炎（ハンナ型）では膀胱で強い炎症反応が慢性的に続いており，特に免疫系の反応が異常に高まっています。しかし，どうして免疫系の反応が高まるのか，その理由はよくわかっておらず，研究されているところです。一方，膀胱痛症候群では膀胱に炎症はみられません。アレルギー反応や神経の感受性が高まることで知覚が過敏になり，膀胱の痛みや尿意が起こるのではないかとされています。

　これ以外には，膀胱の組織のなかに尿がしみこんでくる，尿のなかに膀胱に対して有毒な物質が混じっている，などの説もあります。これらも否定できませんが，主要な原因としては考えにくいです。

2 どんな人が病気になりやすいのか

　間質性膀胱炎（ハンナ型）と膀胱痛症候群ともに，患者さんの多く（8割以上）は女性です。年齢的には，間質性

膀胱炎（ハンナ型）は中高年の方，膀胱痛症候群は中年から若い方に多いです。なぜ男性より女性の方が病気になりやすいのかは不明です。女性ホルモンのアンバランスなどが関連しているのかもしれません。

　他の病気との関連では，自己免疫疾患（例えば，シェーグレン症候群）にかかっている方は，間質性膀胱炎（ハンナ型）になりやすいともいわれています。膀胱痛症候群では，線維筋痛症や過敏性腸症候群，慢性疲労症候群などの病気（まとめて機能性身体症候群といわれることがあります）が一緒にみられることがあります。

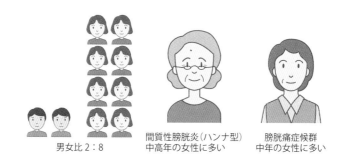

男女比 2：8　　間質性膀胱炎（ハンナ型）　　膀胱痛症候群
　　　　　　　　中高年の女性に多い　　　　中年の女性に多い

3 ┃ どのような症状があるのか

　典型的な症状は，膀胱・尿道の痛みや違和感です。膀胱の痛みは下腹部，恥骨の奥あたりに，左右にはあまりかた

よらず，真ん中に感じられます。尿道の痛みは，尿の出口あたりからその奥にかけて感じます。程度はさまざまですが，尿が膀胱にたまったとき（蓄尿時）に悪くなり，尿を出すと楽になることが多いです。

　痛みの程度や性質は，間質性膀胱炎（ハンナ型）と膀胱痛症候群で少し異なります。間質性膀胱炎（ハンナ型）の方がより症状が強く，ひどい人では「焼け火箸で刺されるような痛み」とか「傷口に塩をすりこまれるような痛み」などと表現されることもあります。膀胱痛症候群の痛みは，「下腹部全体の違和感や不快感，鈍痛」と表現されることが多いです。

　痛み以外には頻尿や尿意切迫も伴います。頻尿がひどい場合には，1日に30回以上もトイレに行くことがあり，生活するうえで大きな支障となります。特に外出時に尿意が起こると困ります。

　頻尿になる原因としては，膀胱の神経が過敏になっていることがあります。トイレのことを気にすると尿意が強くなることは，病気のない人でもみられます。これ以外に，病気の経過とともに膀胱がひきつれることがあります。そのため膀胱が小さくなって，尿がためられなくな

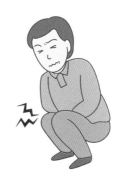

るのです。これらの原因が重なって頻尿になります。

4 どうして膀胱が痛むのか

　間質性膀胱炎（ハンナ型）では，膀胱の内側をおおっている細胞がはげやすくなっています。細胞がはげた所はただれてしまい，そこから尿が膀胱の組織のなかへしみこんで神経を刺激し，痛みが起こります。膀胱に尿がたくさんたまると痛みが強くなるのは，尿のたまる量が増えると尿がしみこみやすくなるからかもしれません。また，特定の食品で症状が悪くなるのは，しみこんでくる尿の成分が影響しているのでしょう。

　一方，膀胱痛症候群では，膀胱の神経の知覚が過敏になっていて，それで痛みや強い尿意が起こるようですが，そのくわしい仕組みはわかっていません。

5 似た症状を起こす病気は

　似た症状を起こす病気はたくさんあります。例えば，過活動膀胱，前立腺肥大症，尿道狭窄，尿道憩室，神経性頻尿，多尿，尿路結石，膀胱がん，前立腺癌，尿道がん，アレルギー性（薬剤性）膀胱炎，尿路結石症，急性細菌性膀

胱炎，放射線性膀胱炎，膣炎，慢性前立腺炎，神経因性膀胱などです。これらと鑑別するために，尿検査，尿培養検査，腹部レントゲン検査，超音波検査，膀胱鏡検査などを行います。

　これらの病気のなかで特に注意が必要なのは，膀胱がんです。症状が似ているだけでなく，膀胱鏡検査でも区別がつかないこともあります。診断が遅れると命にかかわります。がん以外で重要なのは，過活動膀胱と前立腺肥大症です。この2つの病気は，ごく普通にみられる一般的な病気です。過活動膀胱または前立腺肥大症という診断で，薬などによる治療を受けても症状が良くならない場合は，間質性膀胱炎・膀胱痛症候群を疑う必要があります。

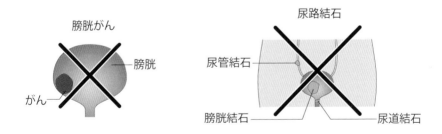

6 　間質性膀胱炎（ハンナ型）と膀胱痛症候群の違いは

　この2つは，症状はよく似ていますが，病気としての本

態はまったく違います。間質性膀胱炎（ハンナ型）は，膀胱に原因不明の炎症が慢性的に続く病気です。膀胱痛症候群では膀胱に炎症はみられず，何らかの神経系の過敏が原因となっているようです。

　この違いが，好発年齢（間質性膀胱炎の方が高い），併存疾患（間質性膀胱炎は自己免疫疾患，膀胱痛症候群は機能性身体症候群が多い），痛みの質（間質性膀胱炎は鋭いが，膀胱痛症候群は鈍い）などの差につながっています。

7 病院ではどんな検査をするのか

　間質性膀胱炎・膀胱痛症候群とは，膀胱や尿道の痛みや頻尿などがあるが，それを説明できる他の病気がない状態です。そのため，どのような症状があるのか（症状評価），排尿の状態はどうか（排尿状態の評価），他の病気はないのか，あっても症状を説明できるのか（除外診断）などの方法で検査を進めていきます。

▶（1）症状評価
　重要な症状の評価には，定型的な質問票を用います。下部尿路主要症状質問票（CLSS），国際前立腺症状スコア（IPSS），過活動膀胱症状スコア（OABSS），そして間質

性膀胱炎症状スコア・問題スコア（ICSI/ICPI），疼痛スケールがよく使われます。その上で，症状が悪くなっているか良くなっているのか，どういう時に症状が悪くなるか，などを伺います。症状が悪くなる原因としては，食べもの，飲みもの，お腹の具合，環境（気温など），ストレスなどが知られています。あまり細かいことは不要ですので，医師から質問があった時に答えられる程度に整理しておきましょう。

　あわせて，すでに他の病院にかかっている場合は，治療のために飲んだ薬の名前やその効果も確認しておいてください（紹介状をもらってくるのが望ましいです）。

▶ (2) 排尿状態の評価

　一般には，排尿記録，尿流量測定，残尿量測定などが行われます。排尿記録とは，排尿時刻と排尿量を数日間記録してもらうものです。尿流量測定とは，尿の勢いを測定する検査です。残尿量測定は，排尿後に膀胱に残っている尿の量を測定する検査です。間質性膀胱炎・膀胱痛症候群では，1回排尿量が減っている，排尿回数が増えている，尿の勢いはやや弱い，残尿量は少ないことが多いです。

▶(3) 除外診断

　尿検査，尿細胞診，尿培養検査，血液検査などの検体検査，超音波検査，CT，MRIなどの画像検査を行います。似た症状を起こす病気はたくさんあります（**5**を参照）。

間質性膀胱炎・膀胱痛症候群では，尿検査を含め，ほぼすべての検査で異常はありません。不思議ですが，尿検査でも異常がないのです。そのため，「尿に異常がないのだから膀胱炎ではない」とされて，診断が遅れてしまうことがあるのです。

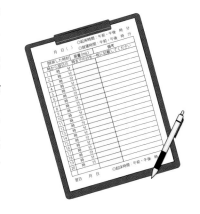

8 膀胱鏡検査とは

　膀胱鏡検査とは，尿道から内視鏡を挿入して膀胱内を観察する検査のことです。この検査の目的は，まず膀胱がんや膀胱結石などの他の病気がないことを確認することです。加えて，ハンナ病変の有無を確認し，間質性膀胱炎（ハンナ型）なのか膀胱痛症候群なのかを決めることです。したがって，必須の検査となります。

　膀胱鏡には，棒状となった（曲がらない）硬性鏡と，胃

カメラのように曲がる軟性鏡とがあります。いずれも太さ
は鉛筆ほどです。男性の場合は，軟性鏡のほうが検査は楽
でしょう。いずれもカメラとライトに接続され，尿道や膀
胱の内部を見ることができるようになっています。検査時
には，内視鏡を通して水を膀胱内に注入し，無理のない範
囲で膀胱を膨らませます。間質性膀胱炎・膀胱痛症候群の
患者さんでは，検査の時の痛みや不快感が強いことがある
ので，医師はその点に注意しながら検査をします。

9 ハンナ病変とは何か

　ハンナ病変とは，間質性膀胱炎（ハンナ型）の膀胱粘膜
にみられる特徴的な病変です。膀胱鏡で正常の膀胱の内側
を見ると，薄い粘膜を透して，粘膜の下に毛細血管が網目
のように広がっています。ハンナ病変の部分では，そのよ
うな毛細血管がなく，一様に赤みをおびた状態になってい
ます。この赤みは，細かい血管が増えていることによりま
す。ただし，病変によっては，瘢痕組織（傷あとのひきつ
れ）が表面を覆ってしまい，赤みが少ない場合もあります。
また，膀胱のなかに水が入って圧力が上がってくると，粘
膜が延ばされて赤みがわからなくなってしまいます。
　病変部の組織を顕微鏡で観察すると，粘膜を覆っている

ハンナ病変の例

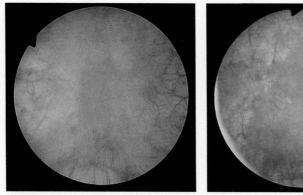

中央の赤い所がハンナ病変
NBIという特殊な画像技術を用いると血管が際立つ（下の写真を参照）。

ハンナ病変の例2

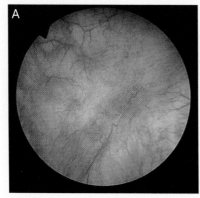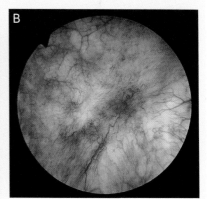

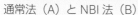

通常法（A）とNBI法（B）

細胞がはがれてしまい，その下には炎症が起こっています。炎症が起こっているというのは，白血球やリンパ球などの炎症を起こす細胞が集まっている状態です。血管も増えています。炎症に反応して多数の化学物質が出てくることが知られており，それらが神経を刺激して痛みを起こしています。

　間質性膀胱炎（ハンナ型）の膀胱では，このハンナ病変以外の部分でも，ハンナ病変部ほどではないにしても，ハンナ病変に似た変化が起こっています。つまり，間質性膀胱炎（ハンナ型）では膀胱全体が炎症を起こしており，ハンナ病変では特に炎症が強くなっています。

ハンナ病変の病理組織

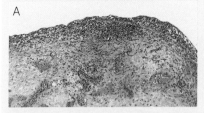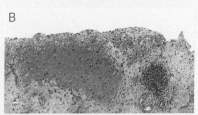

A：膀胱にたくさんの白血球やリンパ球が集まっている（濃い紫に染まっている丸い粒がリンパ球の核）。

B：左半分は出血（赤く見える部分）。
　　分かりにくいが，表面の細胞の層がなくなっている。

10 ハンナ病変はないといわれたが

　膀胱鏡検査でハンナ病変を認めない場合は，間質性膀胱炎（ハンナ型）ではないと診断されます。ハンナ病変がなくて，他の病気もないようであれば，膀胱痛症候群と診断されることになります。

　ただし，外来での膀胱鏡検査では，例えば痛みがあって十分になかを見ることができないこともあります。そのような場合でも，麻酔をかけて膀胱水圧拡張術を行っているときに病変が見つかることがあります。

11 治療の全体像は

　治療は大きく分けると3つになります。まず，食事や生活の工夫です。2つめは薬ですが，これには内服する薬と膀胱のなかに入れる薬があります。3つめが手術になります。これには内視鏡手術と開腹して膀胱を取ってしまう手術とがあります。これらに入らないその他の治療もあります。

　食事や生活の工夫は，患者さん自身が行うことになります。薬はすぐに始められますが，あまり高い効果は期待できません。内視鏡手術は，間質性膀胱炎（ハンナ型）では

かなりの効果が期待できます。膀胱を取る手術は確かに有効ですが，最後の手段となるでしょう。

　どの治療を行うかは，担当医とよく相談して決めてください。その際には，概要に述べたように，自分の診断が間質性膀胱炎（ハンナ型）なのか膀胱痛症候群なのかはっきりさせておくことが大切です。

12 食事で気をつけることは

　多くの患者さんが，特定の食べ物や飲み物をとった後に症状が悪くなる経験をされています。海外の報告では，コーヒー，紅茶，チョコレート，アルコール，トマト，柑橘類，香辛料，ビタミンＣなどが，症状を悪くする飲食物だとされています。他には，尿を酸性化させる食品が症状を悪化させるともいわれています。しかし，食品の影響は患者さんによって違っていて，確立した食事療法はないのが現状です。

　患者さんによっては，たくさんの種類の食品を避ける人がいます。これでは，食の楽しみが減ってしまうだけでなく，栄養障害につながりかねません。患者さん同士で情報交換するのも悪くないですが，他の人の言うことをそのまま受け入れるのも考えものです。体質は個人個人で異なり

ます。一人一人が，食事と症状の関係をみて，特定の食品を避けるのが望ましいです。

13 他の生活上の注意点は

　食事以外で生活する上での注意点としては，要するに症状を悪くする行動を避けることです。まず，精神的なストレスは症状を悪くするようです。日常生活ではなにかと問題が生まれますが，ストレスを発散させたり，ストレスをため込まないようにしたりと，心の安定を図ることが役立つでしょう。膀胱に症状があれば膀胱に注意が行くのは自然ですが，そこに集中しすぎないことも大切です。気晴らしや夢中になれる趣味があると，それに熱中している間は症状が和らぐこともあるようです。

　この病気の患者さんに特有の精神的なストレスは，膀胱の痛みを周囲の人に分かってもらえないことです。この病気は目に見えません（例えば，足が不自由であれば見えますが）。また，痛みは本人にしかわからないのです。この病気が十分に知られていなかった時代には，心ない言葉に傷つく方もあったようです。しかし，最近は，間質性膀胱炎という病気について社会の認知も進んでいます。周囲の人には病名をはっきりと告げて，病気への理解を求めたほ

うが精神的なストレスは軽くなるでしょう。

　他に症状を悪くする原因としては，冷えのような環境的なストレス，便秘や下痢などの腸の不調などがあるようです。また，トイレの回数を減らそうとして水分を制限しすぎると尿が濃くなり，かえって症状を悪くすることもあるようです。整腸に配慮し，適量の水分を取ってください。

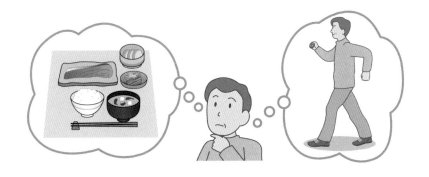

14 | 内服薬で効くものは

　病気を根本的に治す内服薬はありません。症状を緩和する「対症療法」の目的では，いくつかの薬が使われています。例えば，痛みやうつ状態への効果を期待して，アミトリプチリン（商品名ではトリプタノールなど）やプレガバリン（同，リリカなど）などが使われます。鎮痛効果と抗炎症効果からは，非ステロイド性消炎鎮痛剤（NSAIDsと

もいわれ，多数の薬剤があります）も使われています。痛みがあまりに強い場合は，麻薬を使うこともあります。抗アレルギー薬や，免疫系の病気に広く使用されているステロイド薬も使われることがあります。これらのうち，医師向けの診療ガイドラインで推奨されているのは，アミトリプチリンだけです。なお，いずれの薬も間質性膀胱炎の病名での保険適応はありません。

15 膀胱に注入する薬は

　膀胱に注入する薬としては，ジムソ（一般名はDMSO）があります。経験的に炎症を抑えることが知られ，米国では間質性膀胱炎の治療薬として使用されています。日本でも，間質性膀胱炎（ハンナ型）に対する治療薬として保険診療が認められています。

　治療では，まず局所麻酔薬を膀胱のなかに注入するか他の痛み止めの処置を行ってから，ジムソを膀胱のなかに入れます。ジムソを膀胱内にためた状態で15分間くらい過ごし，尿と一緒に出します。これを2週間に1回，計6回，12週間継続します。

　ジムソの投与により半数以上の患者さんで症状が改善します。ただし，注入は繰り返して行う必要があり，また，

長期的な効果は良くわかっていません。

　副作用としては，約10％の患者さんで投与直後に膀胱の刺激症状がみられます。ニンニク臭がすることもあります。なお，治療を受けられるのは間質性膀胱炎（ハンナ型）の患者さんだけで，ハンナ病変のない膀胱痛症候群の患者さんは対象となりません。

16 ｜ この他に治療法はあるのか

　14 で述べた以外にも多くの内服薬が試されましたが，今のところ確実に有効な薬はありません。膀胱内注入療法では，ステロイド，ヘパリン・リドカイン混合液，ヒアルロン酸などが使用されています。内視鏡を用いて膀胱の壁に針を刺して，膀胱にステロイドやボツリヌス毒素を直接注入する治療も行われています。お尻の後ろの骨に電極を埋め込んで，神経を刺激して痛みを和らげる治療（仙骨神経刺激療法）もあります。しかし，これらの治療は，いずれも効果や副作用が定まっておらず，保険適応もありません。漢方治療や整体・鍼灸などの民間療法については，患者さんの体験談はありますが，広く勧められる根拠はありません。ガイドラインでも勧められていません。

17 内視鏡手術にはどのようなものがあるのか

　内視鏡を用いた手術は，診断が間質性膀胱炎（ハンナ型）か膀胱痛症候群かで，その方法が違います。膀胱痛症候群では，膀胱水圧拡張術が行われます。ある程度は効果が期待されます。間質性膀胱炎（ハンナ型）では，膀胱水圧拡張術だけではほとんど効果がありません。あわせて，ハンナ病変を電気メスやレーザーで焼くことが必要です。そうすれば，かなりの効果が期待できます。

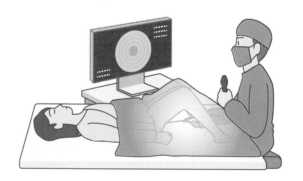

18 膀胱水圧拡張術とは

　膀胱水圧拡張術とは，膀胱内に水を入れて膀胱を膨らませる手術です。痛みを伴うので，麻酔（腰椎麻酔や全身麻酔）をかけて行います。尿道口からカテーテルや膀胱鏡を

入れて，それを通して水（生理食塩水などが使われます）を膀胱のなかに入れ，膀胱を膨らませていきます。その時の圧力は，最大で約80cm水柱圧とします（水面を体より80cm高い所まで上げる）。最大まで膀胱が膨らんだとき（水がそれ以上は入らなくなったとき）から，短時間（3分以内）はそのままとして，その後になかの水を抜きます。この操作を何度か繰り返すこともあります。

　水を抜くときに，膀胱の随所から弱い出血がみられることがありますが，この出血はあまり意味がないとされています。一方，ハンナ病変からは強い出血が起こります。出血が起こることで，見逃していたハンナ病変が見つかることもあります。

　この手術を行うと，膀胱痛や頻尿などの症状が改善することがあります（なぜ改善するかよくわかっていません）。膀胱痛症候群では約半数の患者さんで症状が緩和し，その効果はおおむね6ヵ月程度です。間質性膀胱炎（ハンナ型）では，この手術だけでは効果は乏しく，ハンナ病変の治療（次項で述べます）を同時に行う必要があります。

　手術では，麻酔をして痛みがない状態で膀胱を最大に膨らませるので，膀胱の大きさの限界を知ることができます。時間をかけて内部を観察し，ハンナ病変の広がりの程度や，それ以外の病気の可能性も検討できます。あわせて，病理

検査のために組織を採取できます。

　この手術は，間質性膀胱炎（ハンナ病変の有無を問わず）に対する手術として保険収載されています。

19 ハンナ病変を焼くといわれたが

　膀胱の粘膜にハンナ病変がある場合は，ハンナ病変部を電気メスやレーザーで焼くことで症状が大きく改善します。ハンナ病変が痛みの原因となっていることの証拠ともいえます。一般には膀胱水圧拡張術と同時に行い，「ハンナ型間質性膀胱炎手術（経尿道）」の名称で保険収載されています。

　手術では，まずハンナ病変を見定め，その部に電気メスの先端を当てて通電して，もしくはレーザー光線を照射して，病変（その周囲も含めることがあります）を表面から焼く，もしくは，焼きながら組織ごと切り取ります。

　手術の効果はすぐに実感できます。約半数の患者さんで，1年以内に症状が再燃してきて再手術が必要となります。何回か繰り返すことで手術は不要となることが多いです。膀胱水圧拡張術は行わずにハンナ病変を焼くだけでも効果はありますが，併用したほうが効果は高いとされています（ただし，膀胱水圧拡張術だけでは効果がありません）。

ハンナ病変の内視鏡手術

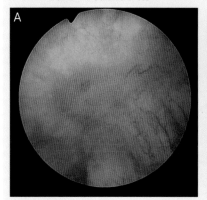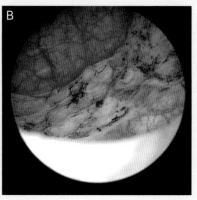

ハンナ病変（A）とそれを焼いた後（B）

20 | 内視鏡手術の後に症状が戻ってきたが

　膀胱痛症候群で膀胱水圧拡張術を受けた後に症状が再発した場合は，再手術を行っても効果はあまり期待できません。保険適応のある他の治療法もないので，生活上の注意点や内服薬の組み合わせなどで，症状を抑える工夫をすることになります。

　間質性膀胱炎（ハンナ型）でハンナ病変を焼いた後に症状が再発した場合は，再手術やジムソの膀胱内注入療法などを追加します。手術は繰り返しても効果が得られます。ただし，何度も手術を繰り返すと膀胱がひきつれて小さく

なる心配があります。膀胱内注入療法は外来で治療できますが，効果は手術ほど高くなく，長期的な効果はよくわかっていません。

21 膀胱を取りたい / 取る方がよいといわれたが

　膀胱の痛みなどが本当に強く，膀胱を取ってしまうことを希望される患者さんもいます。いろいろな治療を受けても痛みが取れない場合は，膀胱を取るのもやむを得ないかもしれません。ただし，診断が間質性膀胱炎（ハンナ型）の場合に限ります。膀胱痛症候群では，膀胱を取っても症状は改善しません。

　症状以外には，腎臓の機能も考える必要があります。病気が進行すると膀胱がひきつれてきて，膀胱にたまった尿が腎臓の方に戻ってしまう（膀胱尿管逆流），尿が下に流れないので腎臓がふくらんでしまう（水腎症），バイ菌が入って感染を起こす（腎盂腎炎）などが起こる危険があります。長期的には，腎機能が低下し透析が必要なことにもなります。このような場合には，膀胱を取る手術を考えます。

22 膀胱を取る手術とは

　膀胱を取る手術は，手術時間は4〜6時間かかり，輸血が必要なこともある大手術です。また，膀胱を摘出するだけでなく尿の出口を変える手術が必要になることもあります。したがって，摘出するかどうかは，症状や腎臓の機能だけでなく，体力や手術後の管理ができるかなども含めて，慎重に考える必要があります。

　手術の方法としては，①膀胱の一部を取って，そこに腸をあてる手術（膀胱部分切除術と腸管利用膀胱拡大術），②膀胱をすべて取って，その代わりに腸を使って新たに膀胱を作る手術（膀胱全摘術と腸管利用新膀胱形成術），③膀胱をすべて取って，尿管を下腹部の体表に出す手術（膀胱全摘術と尿管皮膚瘻形成術），④膀胱をすべて取って，別に切り離した腸管と尿管をつなぎ，それを下腹部の体表に出す手術（膀胱全摘術と回腸導管形成術）などがあります。

　確実な症状の軽快を求めるのであれば，膀胱全摘除の方が望ましいです。逆にいえば，①の手術は確実性に乏しいということです。②の手術は，尿の出口が変わらない点は望ましいですが，腸で作った膀胱ではうまく尿が出せないことがあります。その場合は，自己導尿といって，自分で

尿道から管を入れて尿を出す操作が必要になります。③と④では，お腹に尿の出口（ストーマ）を作ることになり，その管理も必要となりますが，尿が出にくいというような問題は稀です。なお③と④では，長期的には④の方が合併症は少ないとされています。

　これらのうち，どの術式が適切なのかは，手術を受ける動機や理由，術後の自己管理や生活様式などによります。手術前に主治医や家族と十分に相談し，納得のいく手術方法を選んでください。なお，いずれの手術も保険診療で行われています。

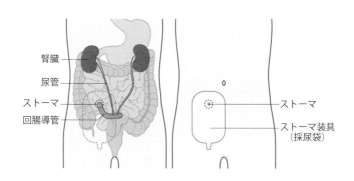

腎臓
尿管
ストーマ
回腸導管
ストーマ
ストーマ装具
（採尿袋）

23 難病の認定の条件は何か

　間質性膀胱炎は指定難病の１つですが，認定には条件があります。まず，膀胱鏡検査でハンナ病変があること，す

なわち，間質性膀胱炎（ハンナ型）に限られます。

　その上で，症状が「重症」であることが必要です（病気の概要**3**診断を参照）。「重症」の基準は，日本間質性膀胱炎研究会作成の重症度基準に従い，「膀胱痛の程度が7〜10点（0から10点で高いほど痛みが強い）」かつ「最大1回排尿量が100mL以下」とされています。直近の6ヵ月以内で，その間の最も悪い状態を評価します。

24 ┃ 難病の認定を受けた恩恵は何か

　指定難病に対する医療費受給補助を受けると，収入に応じて補助を受けられます。

　健康保険の自己負担割合が元々3割の方は，指定難病の医療費の負担割合が2割に引き下げられます（元々の負担割合が2割や1割の患者さんでは，負担割合は変わりません）。

　あわせて，世帯の所得に応じた医療費の自己負担上限額（月額，外来・入院の区別なく，複数の医療機関分を合算）が設定されており，これを超える分について補助を受けることができます。下記の例を参考にしてください。

（例1） 間質性膀胱炎に対する治療として，ある月に総額20万円の医療を受けた場合を考えます。その方が元々3

割負担であれば，自己負担は6万円となります。しかし，認定を受ければ，負担率は3割から2割になるので，支払う金額は4万円になります。さらに世帯の所得区分が『一般所得Ⅰ』であれば，自己負担の上限額が1万円ですので，実際の支払いは1万円で済みます。

（例2） 間質性膀胱炎に対する治療として，ある月に総額10万円の医療を受けた場合を考えます。その方が元々3割負担であれば，自己負担は3万円となります。しかし，認定を受ければ，負担率は3割から2割になるので，支払う金額は2万円になります。ただし，その世帯の所得区分が『上位所得』であれば，自己負担の上限額が3万円で3万円までは支払う必要性がありますので，実際の支払いは2万円のままとなります。

医療費負担の上限額

階層区分	区分の基準（市町村民税）	自己負担上限額（月額）
生活保護世帯	―	0円
低所得　Ⅰ	非課税（世帯）本人収入： ～80万円	2,500円
低所得　Ⅱ	非課税（世帯）本人収入：80万円超	5,000円
一般所得　Ⅰ	課税以上7.1万円未満	10,000円
一般所得　Ⅱ	7.1万円～25.1万円未満	20,000円
上位所得	25.1万円以上	30,000円

なお，「毎月の指定難病の医療費総額（自己負担分）が5万円を超える月が年間6回以上」あると，別枠で補助を受けることができます（高額難病治療継続者）。間質性膀胱炎でそこまで医療費が発生することは少ないと思われるので，表には記載してありません。

25 認定を受けるための手続きは何か

　以下のような流れになります。

①申請の窓口（市役所や保健所など）で必要書類を入手します。自治体のホームページからダウンロードが可能な場合もあります。

②「臨床調査個人票（診断書）」を医師に記載してもらいます。この書類は知事の指定を受けた医師（指定医）しかできません。あなたの主治医が指定医であれば，主治医に依頼してください。主治医が指定医ではない場合は，主治医と相談して指定医を紹介してもらいましょう。有効期間は6ヵ月です。

③「指定難病医療費支給認定用の申請書」はご自身で記入します。

④その他の書類を用意します（一般的に必要な書類は下記の5つの書類です）。

・臨床調査個人票（診断書）
・指定難病医療費支給認定用の申請書
・健康保険証のコピー
・課税状況を確認できる書類（課税証明書など）
・世帯全員の住民票の写し
※都道府県によっては，上記以外の書類の提出が必要な
　ことがあります。
⑤医療補助の受給券が自治体より発行されるので，受診時
　にこの受給券を提示します。
⑥受給券の有効期間は１年です。毎年更新が必要ですので
　早めに手続きしましょう。

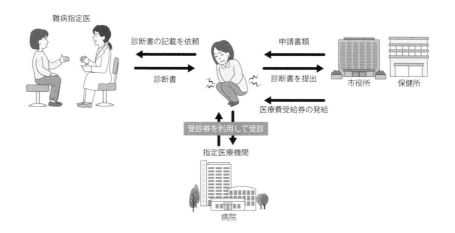

26 認定されなくても医療費の補助はあるのか

　間質性膀胱炎（ハンナ型）でも，「重症」に該当しなければ難病認定は受けられません。それでも，間質性膀胱炎（ハンナ型）にかかわる自己負担分の医療費総額が 33,330円を超える月が年間 3 ヵ月以上ある場合は，「軽症高額該当基準」として支給認定が行われます。支給の申請は，指定難病の申請と同様にお住まいの地域の役所または保健所が窓口となります。

　なお，この補助金の対象も間質性膀胱炎（ハンナ型）治療に限ります。膀胱痛症候群の方は，対象になりません。

膀胱と排尿に関して

▶（1）膀胱と排尿

　膀胱は尿をためておき，適当な時に出すための臓器です。尿は腎臓（左右で計2個ある）で作られ，おのおのの尿管のなかを通って膀胱に出てきて，そこにためられます。たまった尿の量がある程度にまでなると，それに気づきます（尿がしたいなと思う）。しかし，その状態でも適当な時まで排尿を待つことができます。さらに時間が経つと，これ以上は我慢するのが難しいという感じになります。通常は，そこまで我慢しない時に排尿行動に移ります。

　尿を出そうとすると，まず尿道を締めている筋肉（尿道括約筋）が緩み，あわせて膀胱の筋肉（排尿筋）が収縮します。逆にいうと，尿をためている間は，尿道は締まって膀胱の筋肉は緩んでいるわけです。この尿道と膀胱の協調運動には，自律神経の絶妙な調整が関係しています。排尿が始まると，尿は尿道を通って外に出ていきます。男性では，膀胱のすぐ下に前立腺があって，そのなかを尿道が通るような構造になっています。

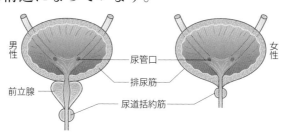

正常値の目安としては，排尿の回数は１日に数回で，寝ている間には排尿しません。1回の排尿時間は30秒以内で，出る尿の量は200 〜 400mL くらいです。すると，１日の尿量は1.5リットルくらいになります。健康のために水分をとることを勧める記事などをみかけますが，多くとればいいというわけではありません。一日の尿の量を測って，それが１〜２リットルくらいに収まっていれば，水分のとる量は適当だと思われます。

　膀胱の働きは，尿をためて出すことだけではありません。尿のたまり具合や，膀胱に有害な刺激がないかなど，尿や膀胱の状態を常に監視することも重要な働きです。しかし，そのような働きが暴走してしまうと，尿は余りたまっていないのに一杯たまっている，有害なものはないのに有害な刺激があると過剰に反応することになってしまいます。このような暴走が，過活動膀胱や間質性膀胱炎・膀胱痛症候群の原因の１つとなっていると考えられています。

▶(2) 排尿に関する症状

　排尿に関する症状は，大きく３つに分類されています。まずは，尿が出にくいという症状です。中高齢の男性では，前立腺が肥大して尿道を圧迫し，尿の通りが悪くなることがあります（前立腺肥大症）。これが，尿の出が悪くなる

代表的な病気です。2つめは，排尿が我慢できない・漏れてしまうという症状です。排尿の回数も多くなります。この代表的な病気が過活動膀胱です。くしゃみやせきで尿が思わず漏れてしまうこともあり（腹圧性尿失禁），中高年の女性に多くみられます。

　3つめは，膀胱や尿道の痛みの症状です。細菌が感染して起こる膀胱炎や尿道炎がその代表です。本書が扱っている間質性膀胱炎・膀胱痛症候群も，この3つめの症状を起こす病気です。痛みがあると，他の症状もあわせて出てきます。つまり，尿の回数が増える，したくなると我慢できない，尿が出にくい，などの症状です。痛みがあまり強くないと，他の症状が目立ってきてしまい，他の病気のように見えることもあります。

排尿に関する症状

症状	代表的な病気
尿が出にくい	前立腺肥大症
我慢できない・漏れる	過活動膀胱 腹圧性尿失禁
膀胱や尿道が痛い	細菌感染による膀胱炎・尿道炎 間質性膀胱炎・膀胱痛症候群

参考資料

間質性膀胱炎・膀胱痛症候群診療ガイドライン
日本間質性膀胱炎研究会／日本泌尿器科学会　編
2019 年　リッチヒルメディカル株式会社　発行

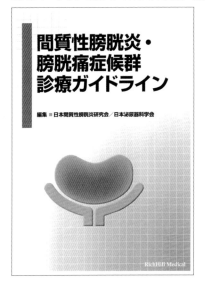

日本間質性膀胱炎研究会（http://sicj.umin.jp/）

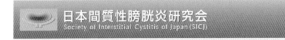

難病情報センター
間質性膀胱炎（ハンナ型）（指定難病 226）（https://www.nanbyou.or.jp/entry/4429#:~:text）

間質性膀胱炎・膀胱痛症候群
―患者さんの理解のために―

定価（本体 2,500 円＋税）

2022 年 12 月 20 日　第 1 版発行

著　者　秋山　佳之，新美　文彩，野宮　　明，本間　之夫

発行者　鈴木　文治

発行所　医学図書出版株式会社

〒113-0033　東京都文京区本郷 2-29-8 大田ビル

電話　03（3811）8210（代）

FAX　03（3811）8236

http://www.igakutosho.co.jp

ISBN978-4-86517-510-3

印刷／木元省美堂
製本／フォーネット社